집중력 훈련

규칙 따라가기

아래 규칙에 따라 출발부터 도착까지 길을 찾아보세요.

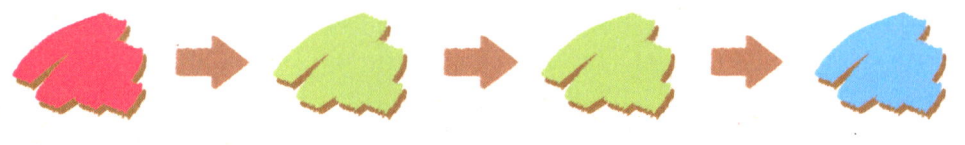

아래의 색깔 순서대로 공기알을 따라 도착까지 가보세요.
단, 대각선으로는 갈 수 없어요.

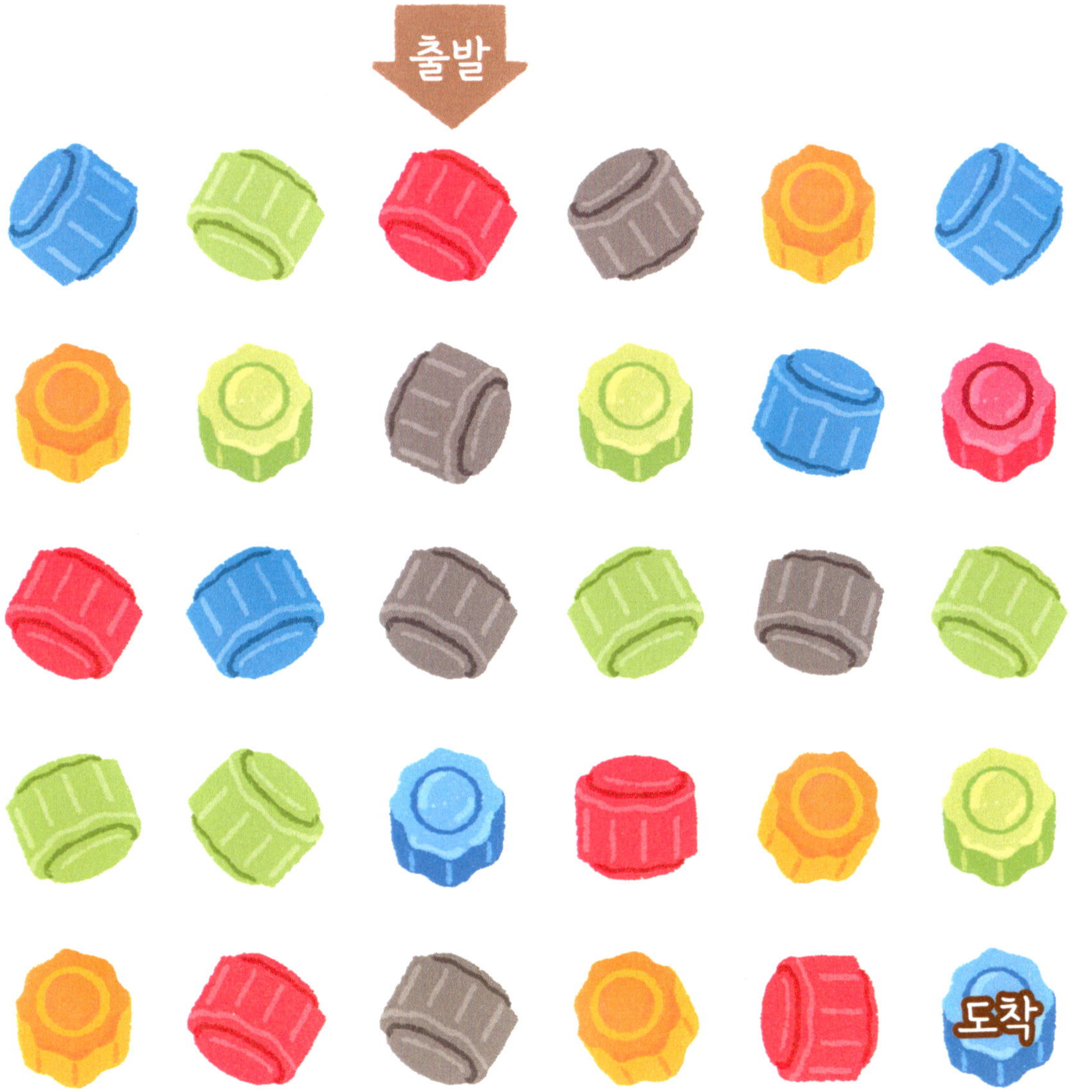

빨강 → 연두 → 연두 → 파랑

대칭 모양 만들기

왼쪽 그림을 보고, 오른쪽 빈칸에 대칭으로 색칠해 보세요.

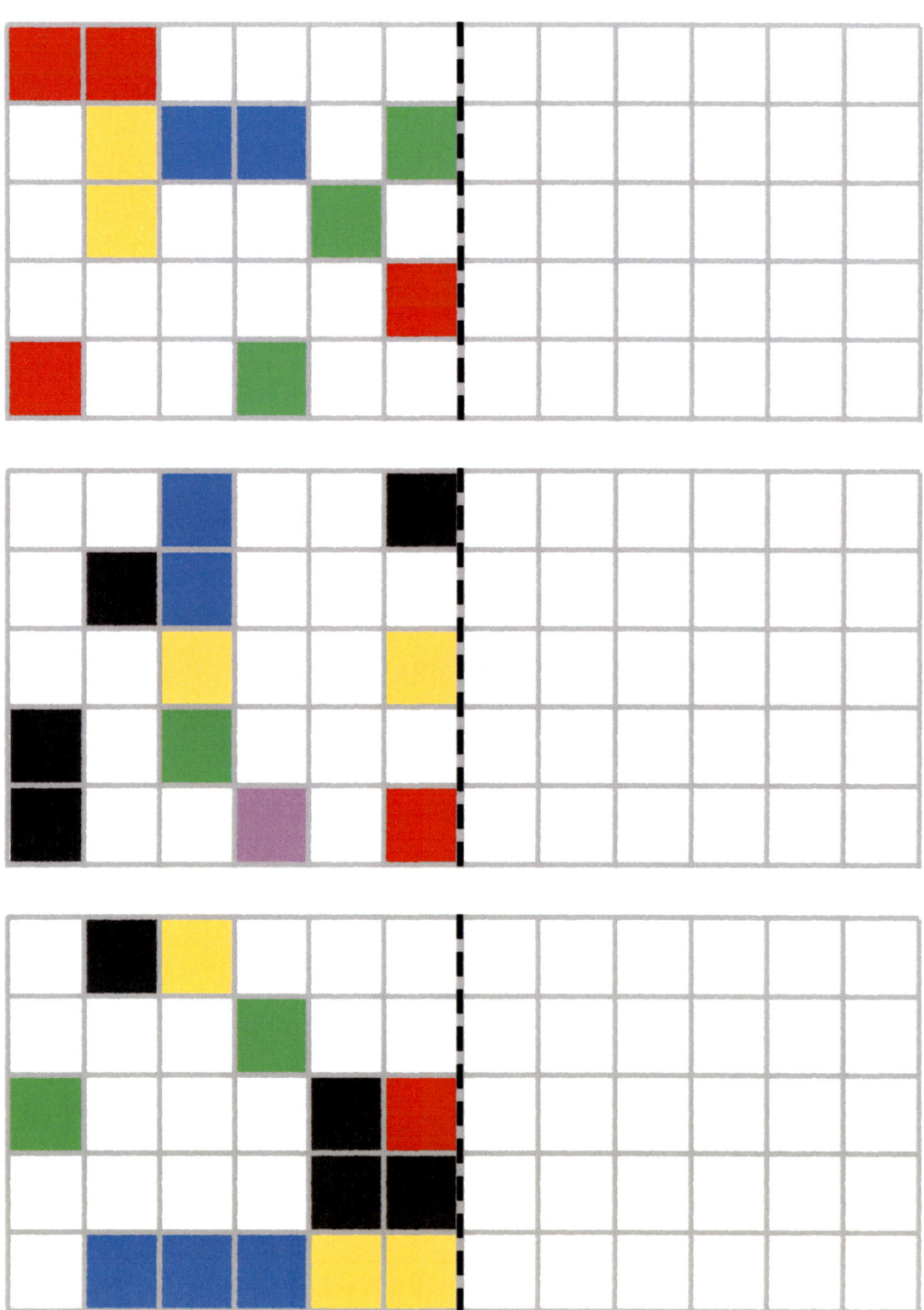

이름 맞히기

아래 힌트를 보고 빈칸에 알맞은 강아지의 이름을 적어보세요.

〈힌트〉

> 햇님이는 춘삼이의 바로 옆에 있어요.
> 복실이는 꽃님이의 옆에 있어요.
> 바둑이는 햇님이의 옆에 있어요.
> 복실이는 화분 바로 옆에 있지 않아요.

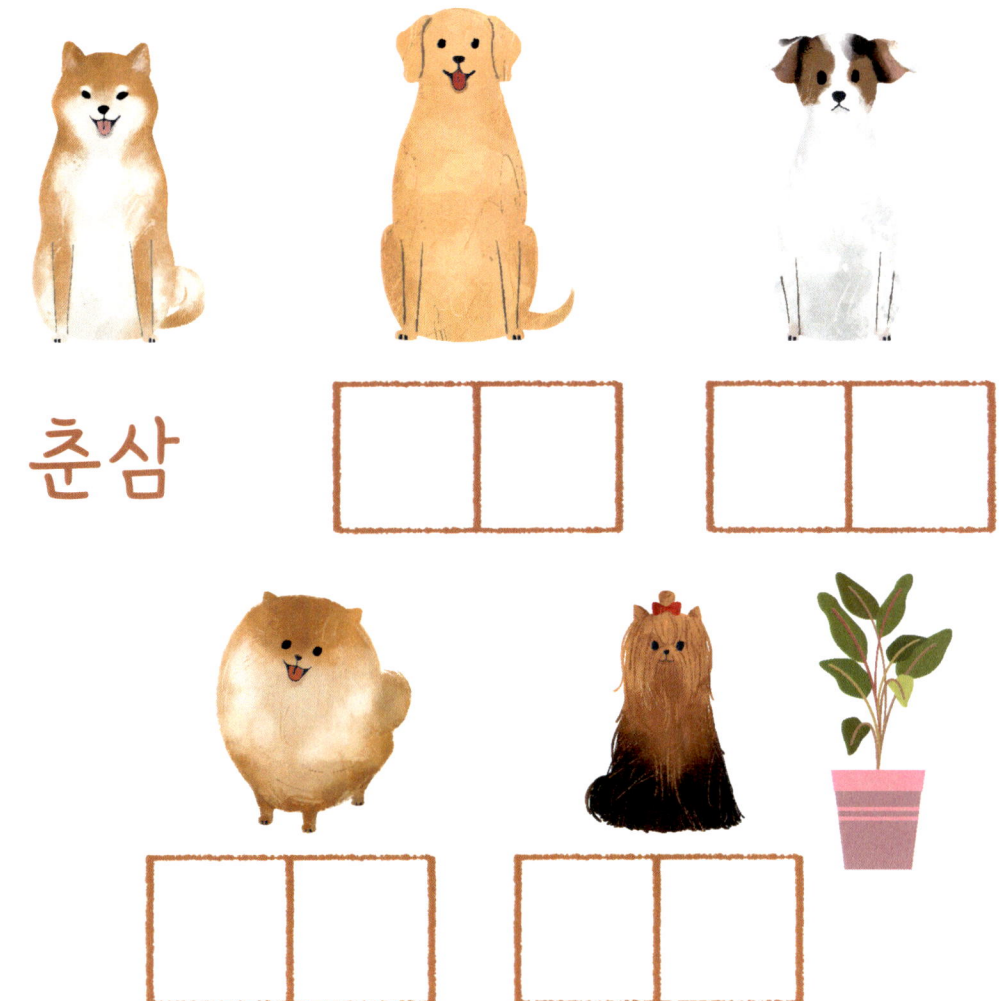

현실감각 훈련   년   월   일   요일

시간 여행

과거를 추억해 보며 아래 질문에 답해보세요.

타임머신을 타고 과거로 시간 여행을 할 수 있다면 어떤 시간으로 가고 싶나요? 잠시 생각해 보고 그 이유를 적어보세요.

_____

_____

_____

_____

_____

_____

_____

언어력 훈련

단어 연결하기

그림과 낱말을 연결하고, 빈칸에 빠진 글자를 써넣어 단어를 완성해 보세요.

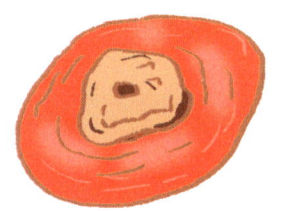   •   • | □ | 래 | □ |

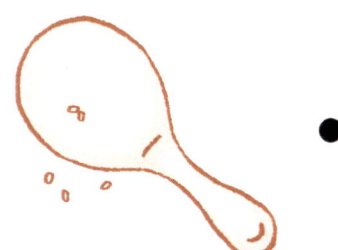   •   • | □ | 앗 |

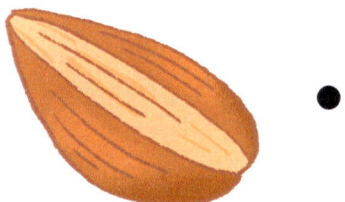   •   • | 주 | □ |

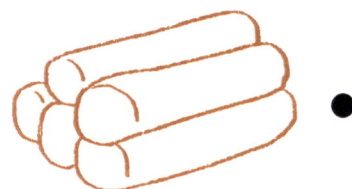   •   • | □ | 꺼 | □ |

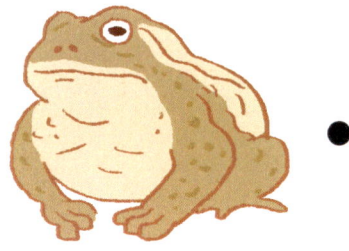   •   • | □ | 감 |

입체 도형 그리기

선을 연결하여 입체 도형을 똑같이 그리고 색칠하세요.

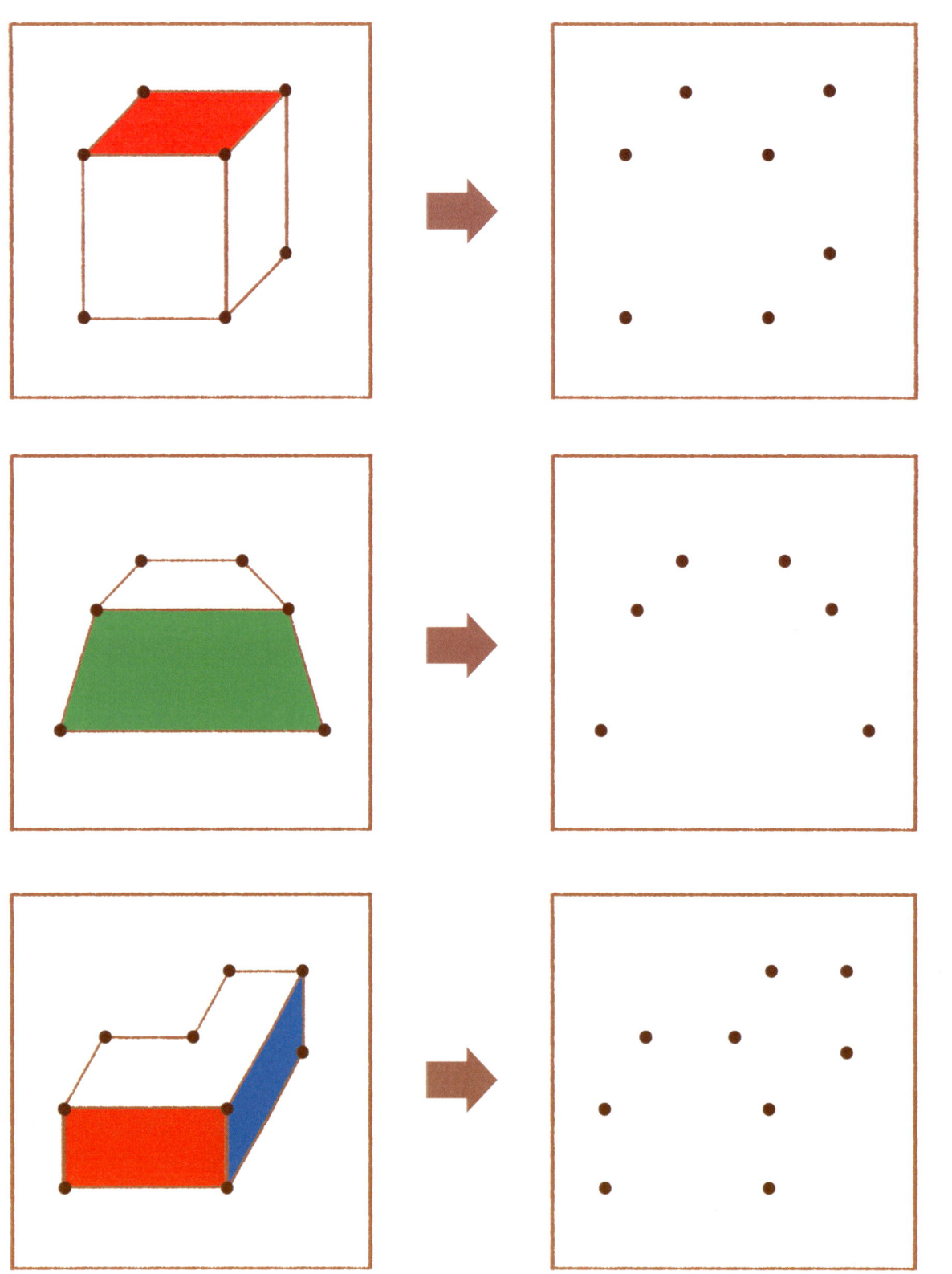

추억의 수학여행 1

시간표를 잘 기억하고, 다음 장으로 넘어가세요.

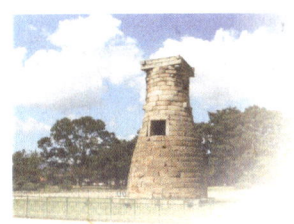

천년고도 신라, 경주 수학여행
시간표

	1일 차	2일 차
09:00		기상 및 아침 식사
10:00	집결 후 출발	세계 문화유산, 불국사
11:00		
12:00	경주 도착	신라 미술의 걸작, 석굴암
13:00	점심 식사	점심 식사
14:00	신라의 천문관측소, 첨성대	국립경주박물관
15:00	고분 유적지, 대릉원	
16:00	신라시대의 연못, 안압지	경주 출발
17:00		
18:00	숙소 도착	해산
19:00	저녁 식사	
20:00	장기자랑	
21:00		
22:00	취침	

추억의 수학여행 2

앞 장을 잘 기억해 보고, 아래 질문에 답해보세요.

1. 수학여행의 목적지 도시 이름을 적어보세요.

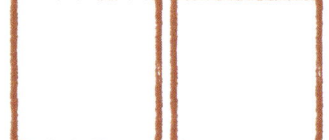

2. 수학여행 중 찍은 사진이 아닌 것은 무엇일까요?

❶ 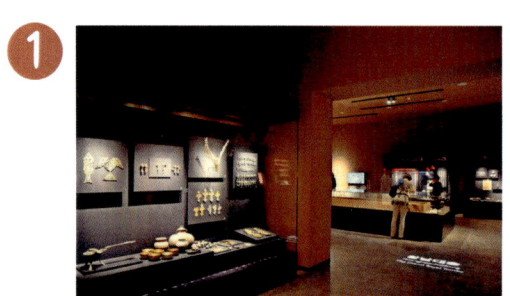   ❷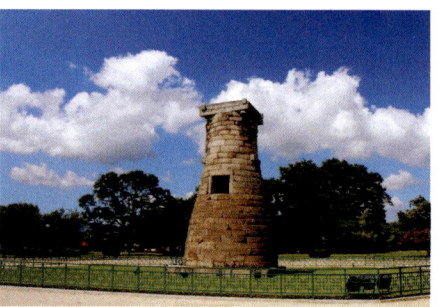

❸ 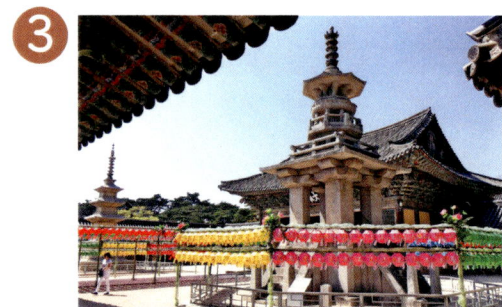   ❹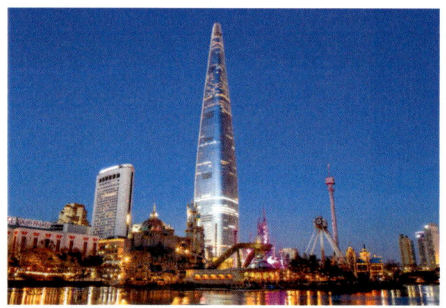

3. 다음 중 수학여행 첫날에 있던 일정을 모두 골라보세요.

❶ 첨성대 견학   ❷ 한라산 등반

❸ 장기자랑   ❹ 안압지 견학

❺ 경복궁 견학   ❻ 국립경주박물관 견학

돈 계산하기

음식값은 총 금액에서 사람 수만큼 똑같이 나눠 내려고 해요.
한 사람당 얼마씩 내야 할지 계산하여 빈칸에 적어보세요.

〈 주문한 음식 〉

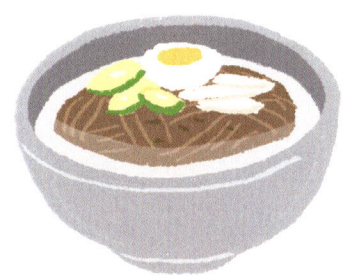
냉면
8,500원

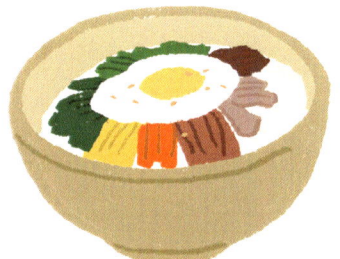
비빔밥
11,000원

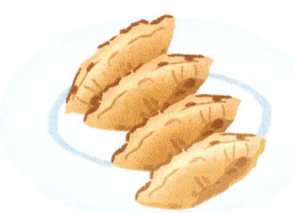
군만두
5,000원

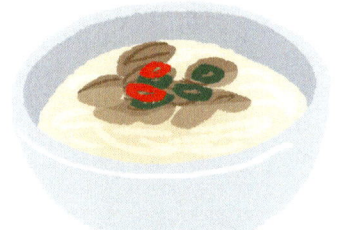
칼국수
7,000원

한 사람당 _____ 원을 내야 해.

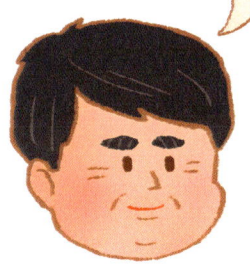
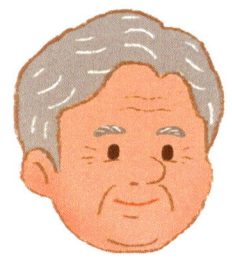
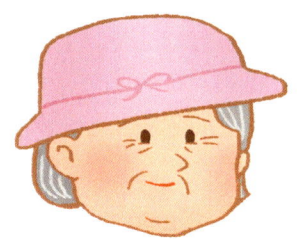

집중력 훈련 년 월 일 요일

같은 그림, 같은 색

〈보기〉를 참고하여 그림을 같은 색으로 색칠하고,
하단의 단어를 똑같이 적어보세요.

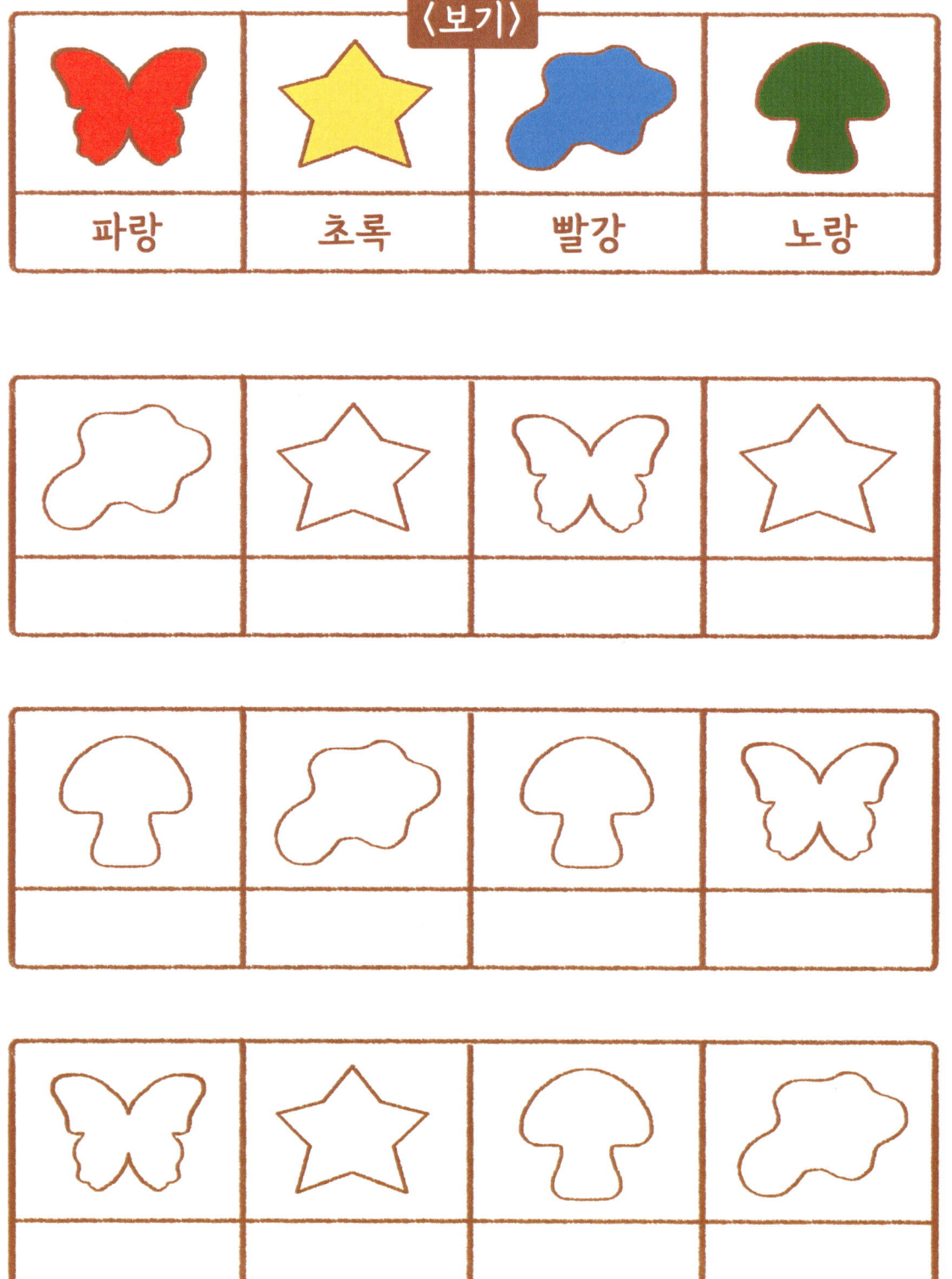

현실감각 훈련   년   월   일   요일

인물 소개하기

가족 중 한 사람을 정해 떠올리고 아래 질문에 답해보세요.

1. 그 사람의 이름은 무엇인가요?

　_____

2. 나와 어떤 관계인가요?

　_____

3. 성격의 특징 3가지는 무엇인가요? 예) 다정함, 과묵함

　1) _____
　2) _____
　3) _____

4. 외모의 특징 3가지는 무엇인가요? 예) 검은색 안경

　1) _____
　2) _____
　3) _____

오목 게임

흑돌을 한 알 더 놓으면 이길 수 있는 위치를 찾아 흑돌을 그려 넣어보세요.

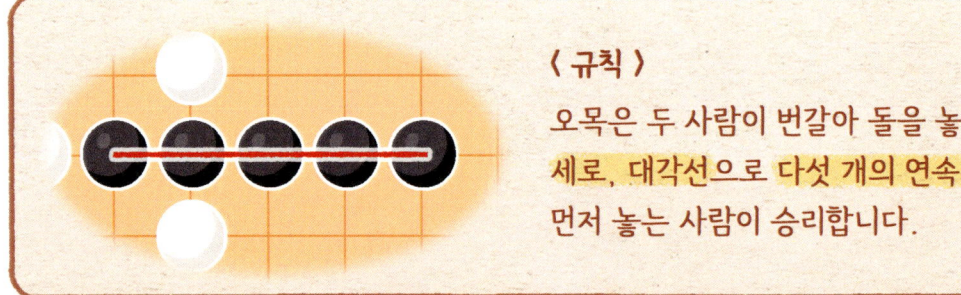

⟨ 규칙 ⟩
오목은 두 사람이 번갈아 돌을 놓아 **가로나 세로, 대각선으로 다섯 개의 연속된 돌을** 먼저 놓는 사람이 승리합니다.

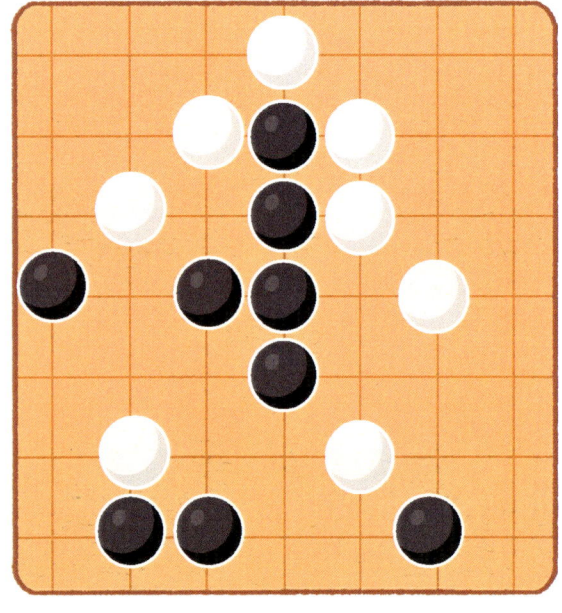
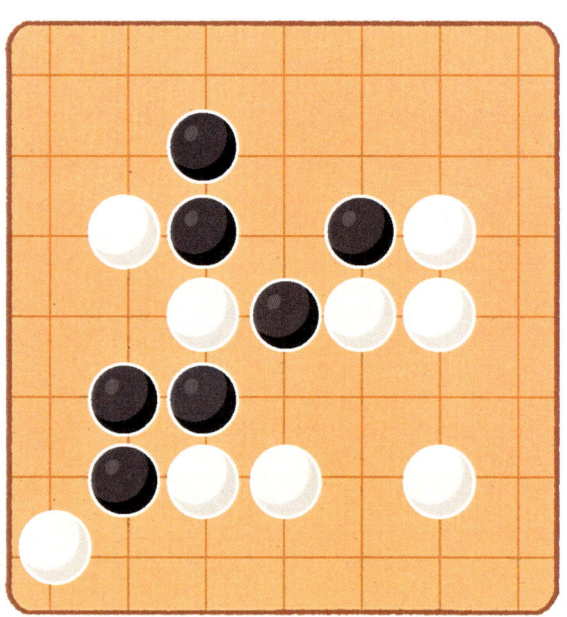
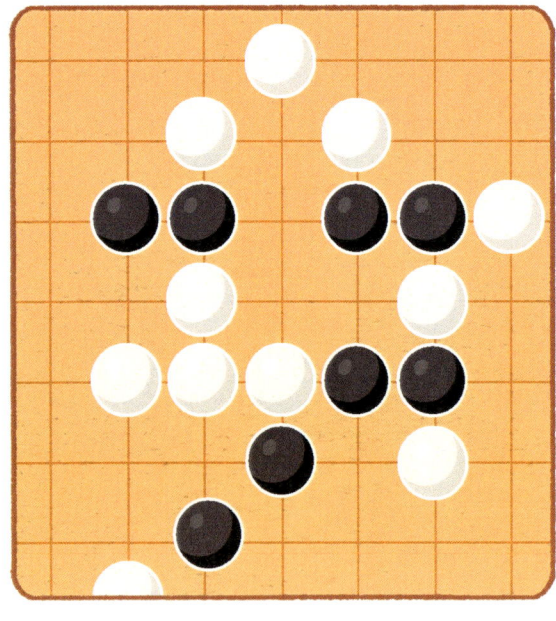
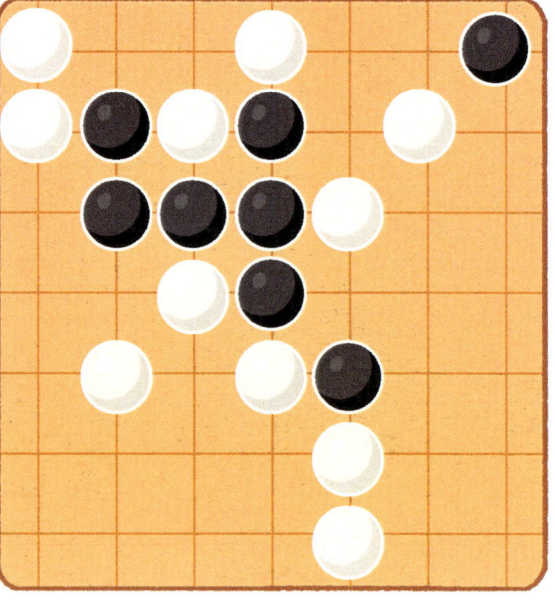

집중력 훈련   년   월   일 요일

겹쳐진 단어 찾기

겹쳐진 단어를 보고 좌우에서 해당되는 단어를 찾아 선으로 연결해 보세요.

절구 •   감굴뚝   • 무릎

송곳 •   국바늘   • 굴뚝

감자 •   절번호   • 번호

국어 •   송양말   • 바늘

신문 •   신무릎   • 양말

문장 만들기

문장이 되도록 길을 연결하며 도착까지 가보세요.

- 출발: 식후에
- 안녕히
- 마셔
- 카페에
- 학교
- 마신
- 커피
- 들러
- 한 잔을
- 모두
- 커피가
- 시킨
- 적어
- 말을
- 시켜
- 한 잔도
- 마신
- 도착: 마셨다.

현실감각 훈련

우리나라의 역사

대한민국의 역사에 관한 문제를 잘 읽고 정답을 찾아보세요.

1. 우리나라에 6·25 한국전쟁이 발발된 연도는?

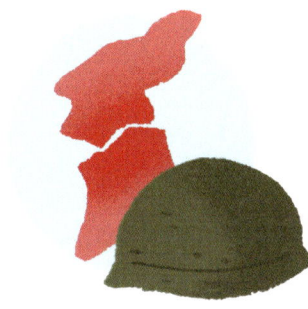

① 1940년   ② 1950년

③ 1990년   ④ 2000년

2. 만주 하얼빈에서 이토 히로부미를 사살하고 11명의 동료와 손가락을 절단해 단지 동맹을 결성한 인물은?

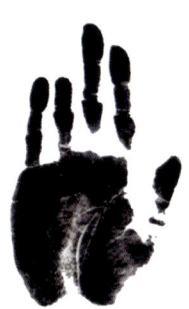

① 장영실   ② 퇴계 이황

③ 이순신   ④ 안중근

3. 우리나라의 여성 독립운동가로 일제 강점기 아우내 3·1만세운동을 주도한 인물은?

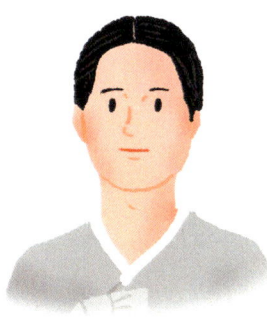

① 김구   ② 윤동주

③ 세종대왕 ④ 유관순

현실감각 훈련

내가 좋아하는 영화

영화에 대해 생각해 보고 아래 질문에 답해보세요.

1. 가장 좋아하는 영화 제목과 장르를 적어보세요.

2. 위에서 말한 영화의 줄거리를 간단하게 요약해 보세요.

3. 위에서 말한 영화의 별점을 매겨보세요. (/ 5점)

기억력 훈련

사진 퍼즐 1

퍼즐의 위치를 잘 기억하고, 다음 장으로 넘어가세요.

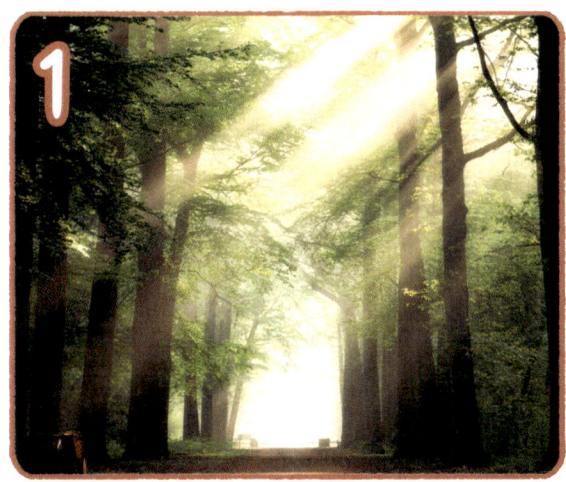
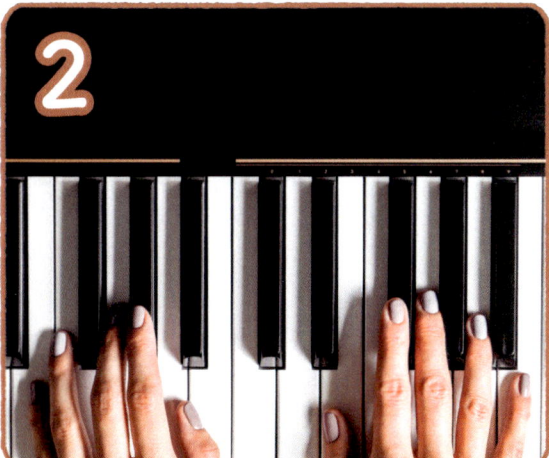
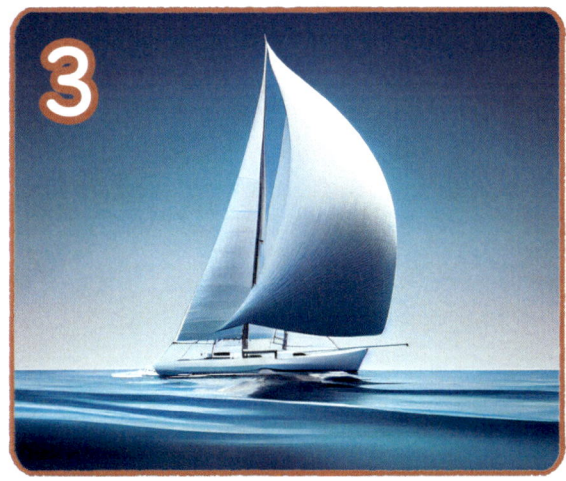
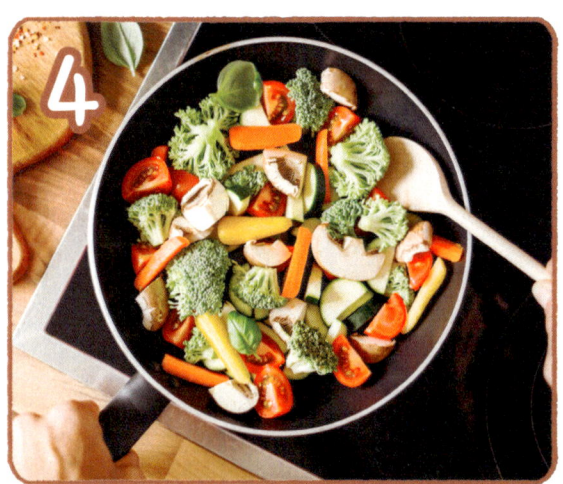
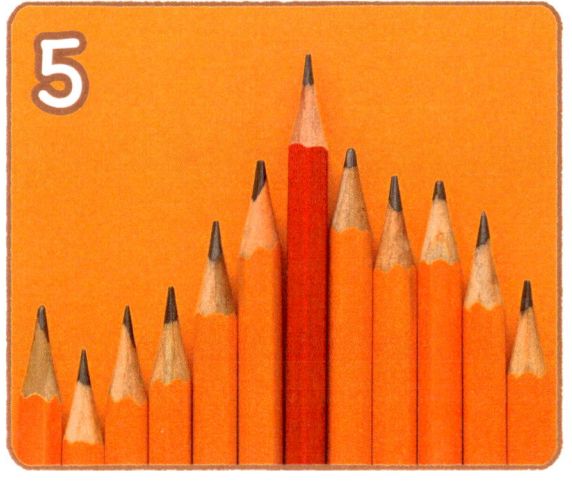
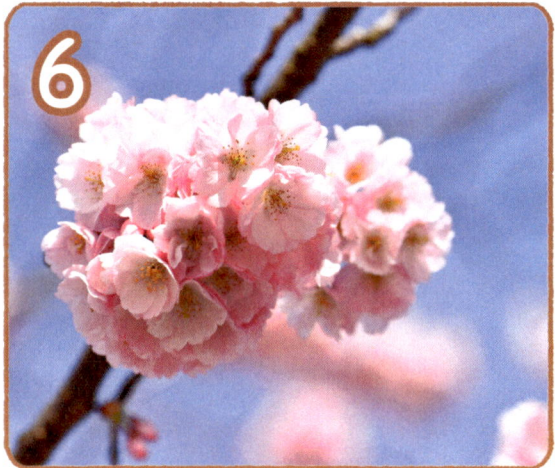

사진 퍼즐 2

앞 장을 잘 기억해 보고, 앞 장의 퍼즐 순서대로 번호를 적어보세요.

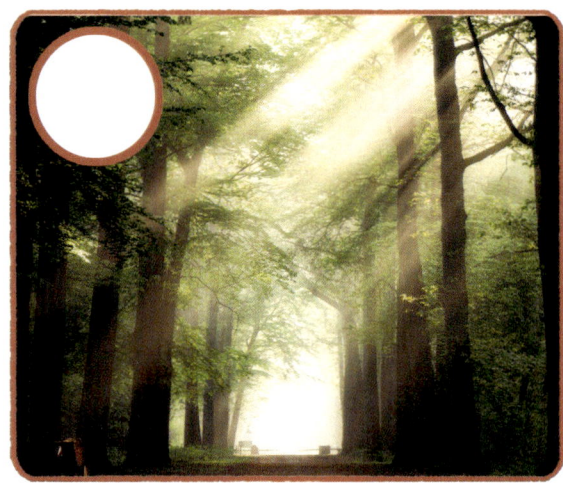
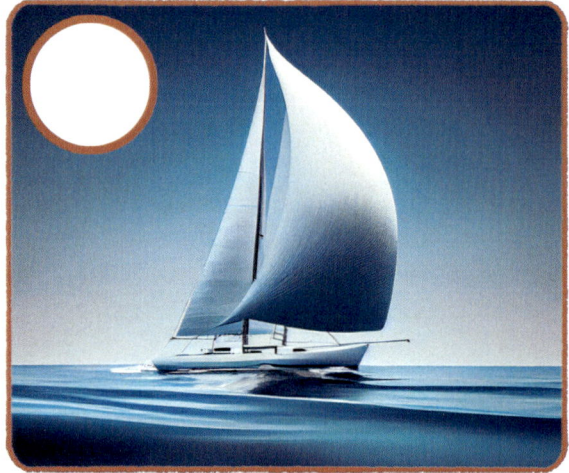
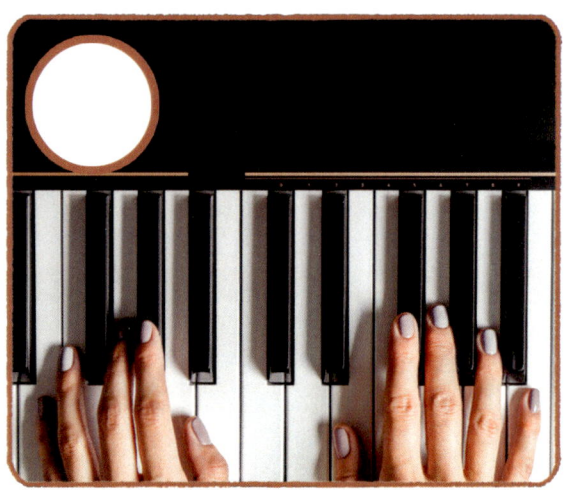
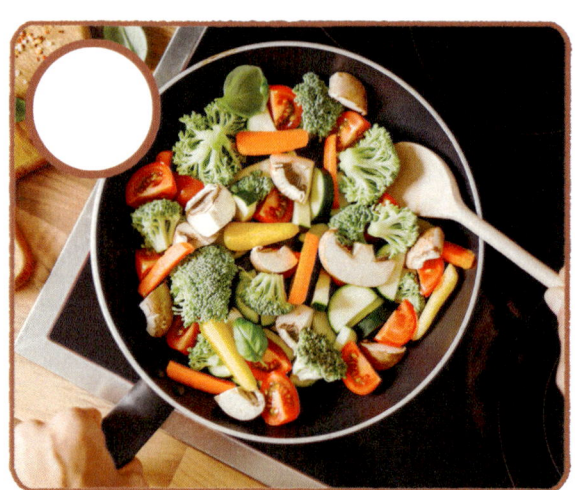
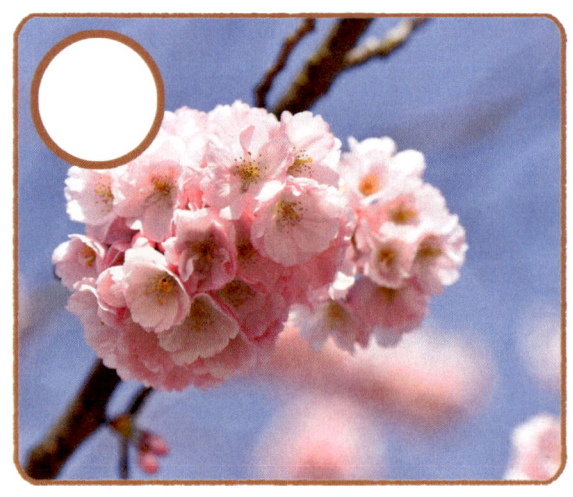
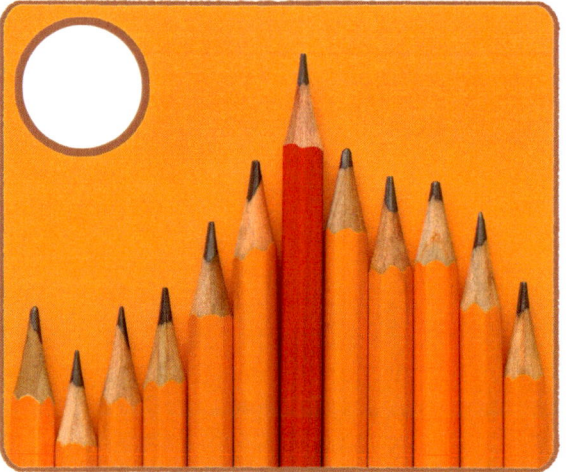

같은 정답 찾기

<보기>를 참고하여 연산의 값이 같은 상자에 같은 도형을 그려보세요.

<보기>

| ⭕ 7×2 | △ 10+8+2 | ⬜ 38÷2−11 |

3+9+2	40−18−14
100÷5	3×8−10
3+2+2+1	6×6−9−13
1+8+2+3	2×4
30−25+3	3×5+5

사고력 훈련   년   월   일   요일

종이접기

아래 종이접기 순서를 보고 예쁘게 따라 접어보세요.

〈매미 종이접기 순서〉

❶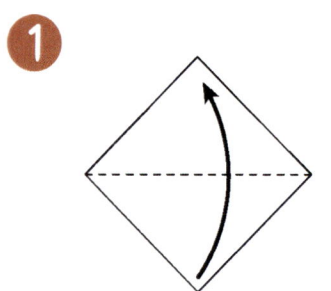
세모로 반을 접어요.

❷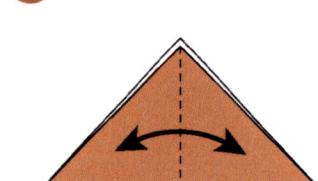
반으로 접었다 펴요.

❸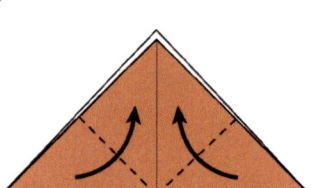
중심선에 만나도록 접어요.

❹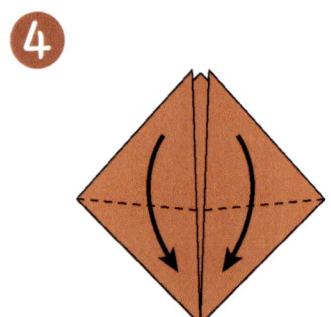
점선을 따라 비스듬히 접어 내려 날개를 만들어요.

❺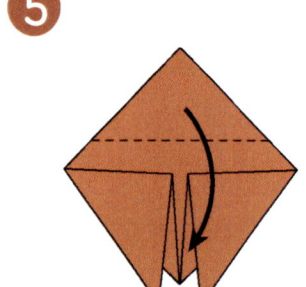
한 겹만 접어 내려요.

❻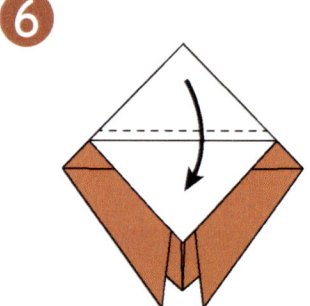
남은 한 겹을 점선만큼 접어 내려요.

❼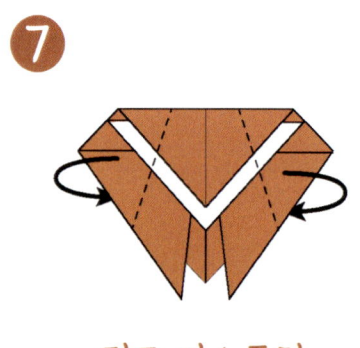
뒤로 비스듬히 접어요.

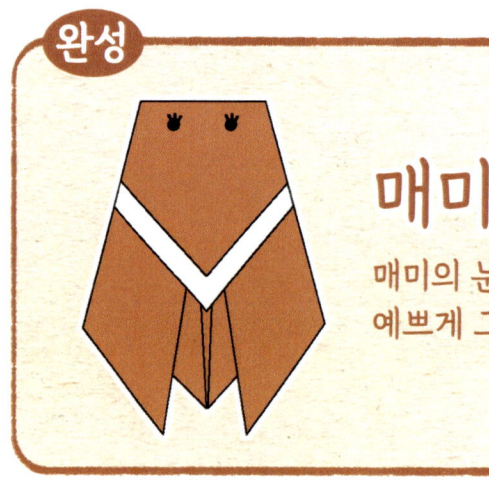

완성

매미
매미의 눈을 예쁘게 그려보세요.

가을 단풍

물들어가는 단풍을 떠올려보며 아래 나뭇잎들을 자유롭게 색칠해 보세요.

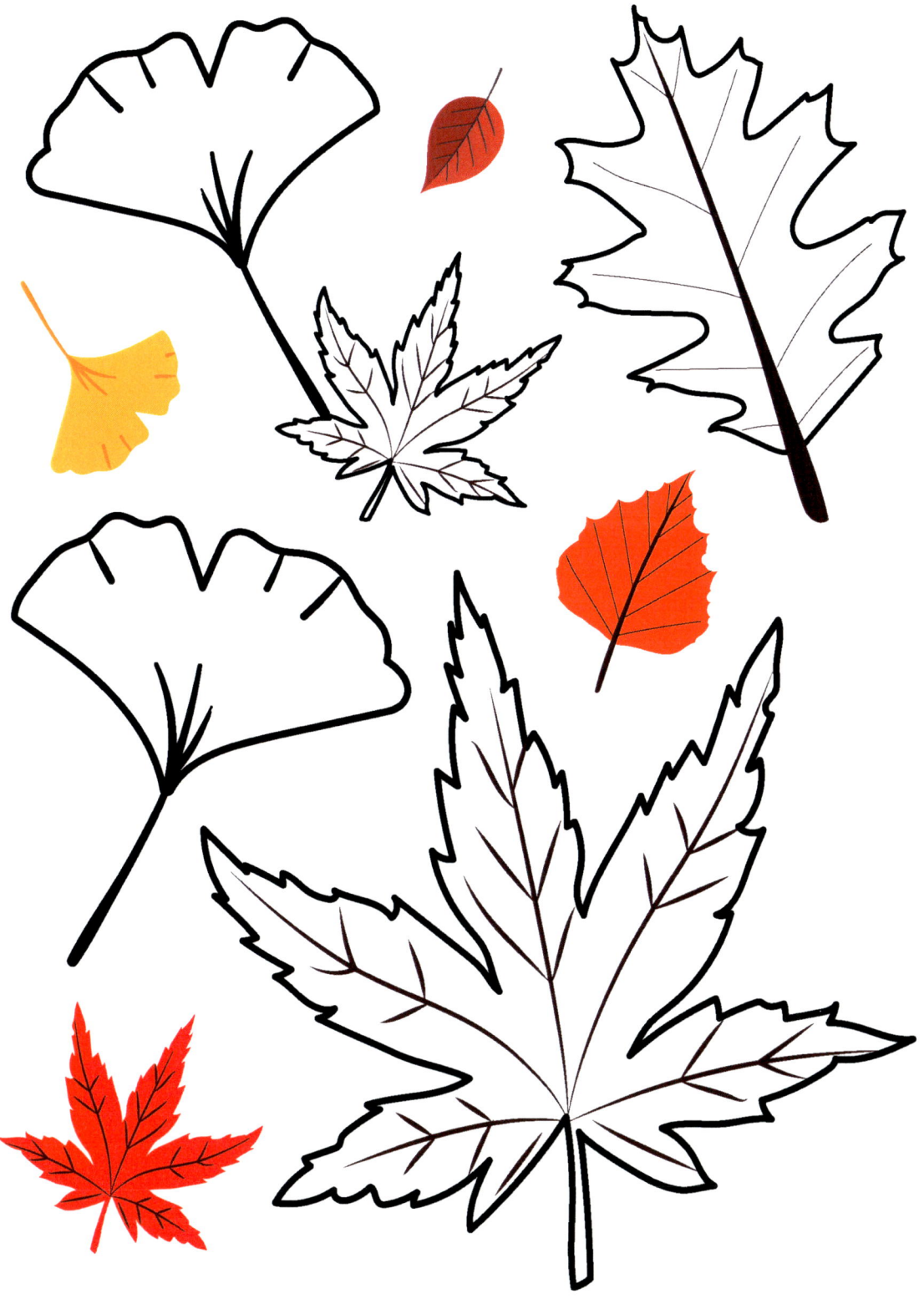

사고력 훈련

오늘의 날씨

전국 현재 날씨를 잘 살펴보고 아래 질문에 답해보세요.

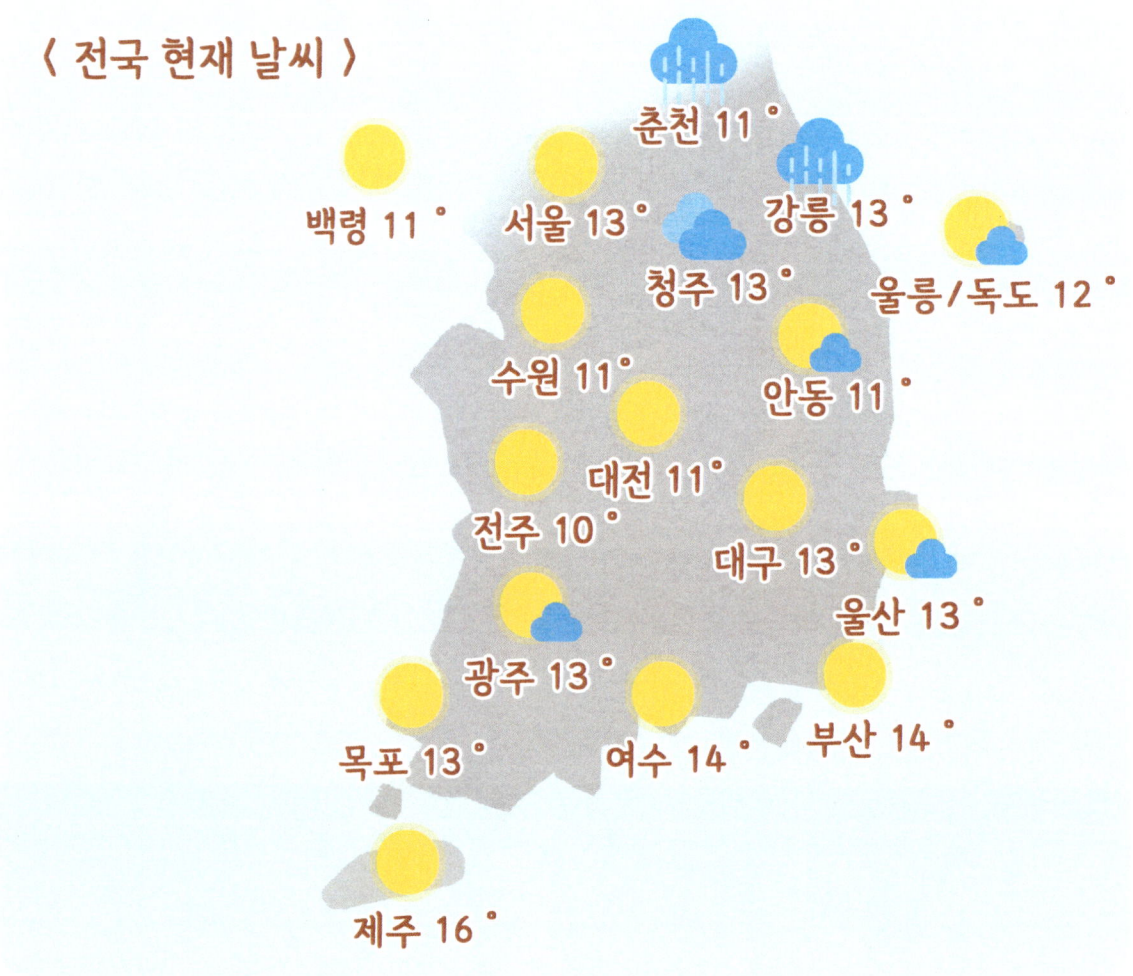

〈 전국 현재 날씨 〉

1. 서울과 기온이 같은 지역을 모두 적어보세요.

2. 전국에서 가장 기온이 높은 지역은 어디인가요?

3. 우산을 필수로 챙겨야 하는 지역을 모두 골라 지도에 동그라미 표시해 보세요.

어제 일기

어제의 모습을 떠올리며, 어제의 일기를 적어봐요.

어제 날씨는 어땠나요?

어제 기분은 어땠나요? 나의 모습을 그려봐요.

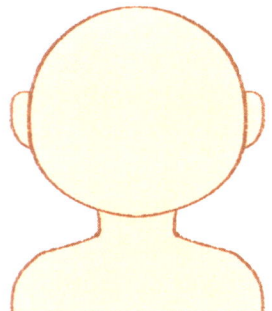

😊 좋았어요.　　😐 보통이었어요.　　😔 우울했어요.

🙂 괜찮았어요.　　😠 화났어요.　　😢 슬펐어요.

어제는 어떤 음식을 먹었나요?

아침: _____

점심: _____

저녁: _____

간식: _____

가장 맛있었던 음식: _____

어제 어떤 사람을 만났는지 적어보세요.

_____

어제 어떤 곳에 갔는지 적어보세요.

_____

어제 무슨 일을 했는지 적어보세요.

_____

_____

정답

p.1
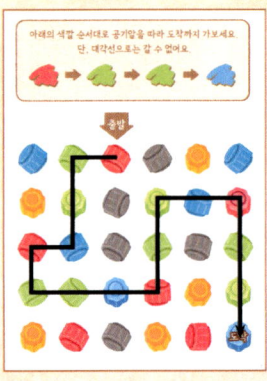

p.2
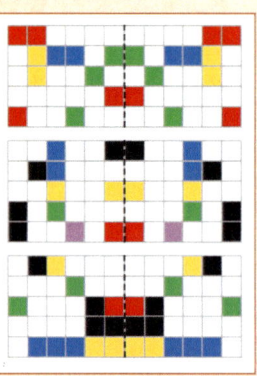

p.3
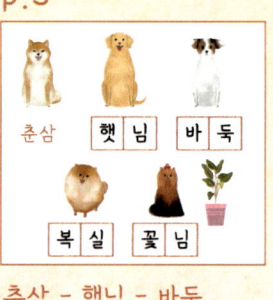

춘삼 - 햇님 - 바둑
복실 - 꽃님

p.5
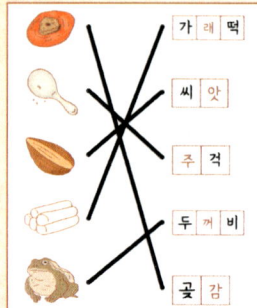

가래떡 / 씨앗 / 주걱
/ 두꺼비 / 곶감

p.8
1. 경주
2. 4
3. 1, 3, 4

p.9
10,500 원
(8,500+11,000+
5,000+7,000) ÷ 3
= 10,500

p.10
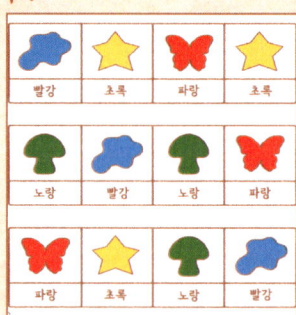

p.12
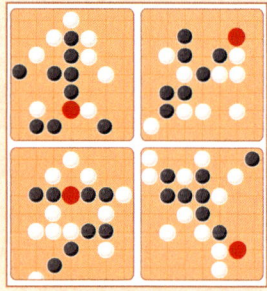

p.13
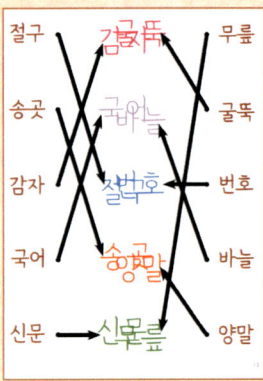

p.14
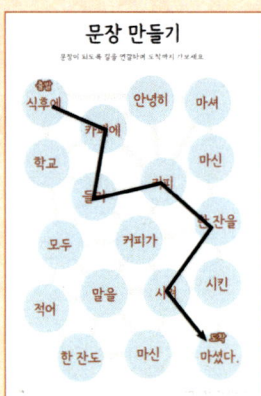

p.15
1. 2
2. 4
3. 4

p.18
1(숲), 3(배)
2(피아노), 4(요리)
6(꽃), 5(연필)

p.19
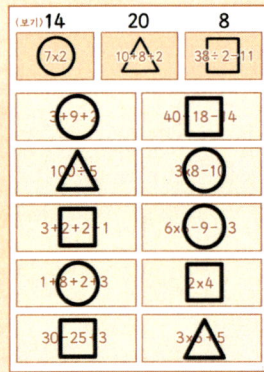

p.22
1. 강릉, 청주, 대구, 울산, 광주, 목포
2. 제주
3. 춘천, 강릉

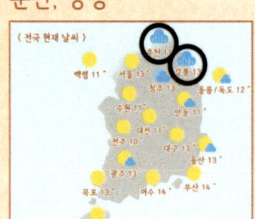